BEI GRIN MACHT SICH IHR WISSEN BEZAHLT

- Wir veröffentlichen Ihre Hausarbeit, Bachelor- und Masterarbeit

- Ihr eigenes eBook und Buch - weltweit in allen wichtigen Shops

- Verdienen Sie an jedem Verkauf

Jetzt bei www.GRIN.com hochladen und kostenlos publizieren

GRIN

Qualitätsmanagementsysteme für Medizinprodukte. Die Anforderungen der ISO_13485

Anja Luther

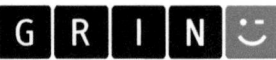

Bibliografische Information der Deutschen Nationalbibliothek:

Die Deutsche Nationalbibliothek verzeichnet diese Publikation in der
Deutschen Nationalbibliografie; detaillierte bibliografische Daten sind
im Internet über http://dnb.d-nb.de abrufbar.

ISBN: 9783346521989
Dieses Buch ist auch als E-Book erhältlich.

Druck und Bindung: Books on Demand GmbH, Norderstedt Germany
Gedruckt auf säurefreiem Papier aus verantwortungsvollen Quellen

Das vorliegende Werk wurde sorgfältig erarbeitet. Dennoch
übernehmen Autoren und Verlag für die Richtigkeit von Angaben,
Hinweisen, Links und Ratschlägen sowie eventuelle Druckfehler keine
Haftung.

Das Buch bei GRIN: https://www.grin.com/document/1141110

HOCHSCHULE MAGDEBURG STENDAL

Fernstudiengang „Management im Gesundheitswesen"

Fachbereich Wirtschaft

Studienbegleitende Hausarbeit

zur Erlangung des Leistungsnachweises zu Modul
„Qualitätsmanagement und Risikomanagement" der
09. Präsenzphase am 19. und 20.02.2016.

Qualitätsmanagementsysteme für Medizinprodukte und Anforderungen für regulatorische Zwecke - die ISO 13485

Ein Wegbereiter zur Erfüllung gesetzlicher Anforderungen?!

von

Anja Luther

Eingereicht am: **06.07.2016**

Einleitung

Der Skandal über gesundheitsgefährdende mit Silikongel gefüllte Brustimplantate des Herstellers Poly Implant Prothese im Jahre 2010[1] hat die Medizinproduktewelt europaweit aufgerüttelt, mit Folgen, deren Tragweite insbesondere für die Hersteller noch immer nicht ganz absehbar ist[2]: Mit dem Vertrag von Lissabon haben die Gesetzgeber auf europäischer Ebene auf die komplette Rechtsprechung Einfluss genommen. Fest steht, dass zur Sicherstellung eines hohen Qualitäts- und Sicherheitsstandards für Medizinprodukte die derzeitigen europäischen Medizinprodukterichtlinien durch zwei europäische Medizinprodukteverordnungen abgelöst werden sollen[3]. Derzeit unterliegen in Deutschland noch alle Medizinprodukte dem Medizinproduktegesetz (MPG), das zusammen mit seinen Verordnungen die (noch geltenden) europäischen Richtlinien in deutsches Recht umsetzt[4]. In diesem Zusammenhang stellt sich zunächst die Frage: Müssen Unternehmen, die Medizinprodukte in Verkehr bringen für die Herstellung ihrer Produkte ein Qualitätsmanagementsystem (QM-System) einrichten und dieses aufrechterhalten, um damit die gesetzliche Vorschriften zu erfüllen? Die Anforderung an das QM-System für Hersteller von Medizinprodukten in Deutschland gibt die Norm DIN EN ISO 13485 wider[5].

Die Hausarbeit beschäftigt sich primär mit der ISO 13485 für Qualitätsmanagementsysteme (QM-Systeme) für Medizinprodukte und deren Anforderungen für regulatorische Zwecke. Sie gliedert sich in fünf Kapitel.

Nach der Einleitung stellt Kapitel 1 zunächst das Qualitätsmanagement (QM) für Medizinprodukte mit seinen gesetzlichen Rahmenbedingungen sowohl auf internationaler, europäischer als auch nationaler Ebene vor. Ferner wird näher darauf eingegangen, welchen aktuellen Stand das derzeitige Normenverfahren hat und auch welche Auswirkungen fortgeschriebene Rechtsbestimmungen hierauf nehmen. Darüber hinaus wird auch auf Schnittstellen und Unterschiede zu anderen QM-Systemen im Gesundheitswesen Bezug genommen.

Das Kapitel 2 dieser Hausarbeit beschreibt die derzeit gültige internationale Norm ISO 13485 (3. Ausgabe) und gibt einen Ausblick über die zukünftigen Anforderungen durch diese Norm.

Kapitel 3 konzentriert sich inhaltlich auf die deutsche DIN EN ISO 13485. Diese Norm nennt Anforderungen an ein QM-System, kennzeichnend für alle Medizinprodukte in Deutschland.

---

[1] Bundesinstitut für Arzneimittel und Medizinprodukte (2013)
[2] Johner et al. (2015): S. V
[3] Niggemeier (2015): S. 25
[4] Best (2007): S. 22
[5] Kalveram (2006): S. 48

Das Kapitel 4 zeigt anhand eines Betriebes der Orthopädieschuhtechnik für Sonderanfertigungen – als Praxisbeispiel für das Gesundheitshandwerk – auszugsweise, inwiefern dort die DIN EN ISO 13485 Einfluss auf die Qualität nimmt. Die Darstellung konzentriert sich dabei in erster Linie auf die Erfüllung der gesetzlichen Anforderungen.

Das Fazit in Kapitel 5 zieht schließlich Schlussfolgerungen, insbesondere unter Berücksichtung des Praxisbeispiels aus Kapitel 4.

Inhaltsverzeichnis

Abbildungsverzeichnis

Abkürzungsverzeichnis

AEUV .... Vertrag über die Arbeitsweise der Europäischen Union,
Fassung aufgrund des am 01.12.2009 in Kraft getretenen
Vertrages von Lissabon

BGB .... Bürgerliches Gesetzbuch

CE .... Conformité Européenne / Europäische Konformität

DIN .... Deutsches Institut für Normung e. V.

EN .... Europäische Normen

EWR .... Europäischer Wirtschaftsraum

FDA .... Food and Drug Administration

GKV-Org .... Gesetz zur Weiterentwicklung der Organisationsstrukturen in
der gesetzlichen Krankenversicherung (GKV-OrgWG) vom
15.12.2008

GMG .... Gesetz zur Modernisierung der gesetzlichen Krankenversicherung (GKV-Modernisierungsgesetz – GMG) vom 14.11.2003

GKV-WSG .... Gesetz zur Stärkung des Wettbewerbs in der gesetzlichen
Krankenversicherung (GKV-Wettbewerbsstärkungsgesetz –
GKV-WSG) vom 26. 03.2007

ISO .... International Organization for Standardization

MPG .... Gesetz über Medizinprodukte (Medizinproduktegesetz - MPG)

QM .... Qualitätsmanagement

QMB .... Qualitätsmanagementbeauftragte/r

QM-Handbuch .... Qualitätsmanagementhandbuch

QM-System/e .... Qualitätsmanagementsystem/e

Richtlinie 90/385/EWG .... Richtlinie des Rates vom 20.06.1990 zur Angleichung der
Rechtsvorschriften der Mitgliedstaaten über aktive implantier-
bare medizinische Geräte

Richtlinie 93/42/EWG .... Richtlinie 93/42/EWG des Rates vom 14.06.1993 über
Medizinprodukte

Richtlinie 98/79/EG .... Richtlinie 98/79/EG des Europäischen Parlaments und des
Rates vom 27.10.1998 über In-vitro-Diagnostika

RL .... Richtlinie/n

SGB .... Sozialgesetzbuch

1 Das Qualitätsmanagement (QM) für Medizinprodukte

1.1 Entwicklung der gesetzlichen Regelungen

Neben dem Abbau von Handelshemmnissen innerhalb des europäischen Binnenmarktes und der technischen Harmonisierung bestimmter Produktgruppen[6], ist eines der großen Ziele die Wahrung hoher Qualitäts- und Sicherheitsstandards[7]. So müssen Hersteller von Medizinprodukten die in Deutschland und auch international geltenden rechtlichen Rahmenbedingungen beachten. Europäische Richtlinien selbst haben aber in den Mitgliedsstaaten bisher noch keinen rechtsverbindlichen Charakter. Diese müssen – innerhalb einer bestimmten Frist – erst in nationales Recht umgesetzt werden[8]. Mit dem zum 01.12.2009 in Kraft getretenen Vertrag von Lissabon können nunmehr auch das Europäische Parlament und der Rat in einem ordentlichen Gesetzgebungsverfahren harmonisierende Legislativmaßnahmen initiieren[9]. Bei der Ausarbeitung des Verfassungsvertrages wurde erstmalig im Gesundheitsartikel 168 AEUV die Rechtskompetenz zur Festlegung hoher Qualitäts- und Sicherheitsstandards für Medizinprodukte eingeführt und damit eine lex specialis gegenüber dem Binnenmarktartikel 114 AEUV geschaffen. Daher wurden auf Initiative der Kommission am 26.09.2012 zwei Verordnungsvorschläge vorgestellt, die die derzeit noch gültige RL 93/42/EWG vom 14.06.1993 über Medizinprodukte und die RL 90/385/EWG vom 20.06.1990 über aktive implantierbare medizinische Geräte zu einer einzigen Verordnung ersetzen soll. Ferner soll eine weitere Verordnung über In-vitro-Diagnostika in Kraft treten, die die derzeitige RL 98/79/EG vom 27.10.1998 über In-vitro-Diagnostika ersetzen wird[10,11]. Derzeit läuft auf europäischer Ebene noch der Bearbeitungsprozess. In Deutschland bezeichnet man derzeit das Medizinproduktegesetz (MPG) als nationale Umsetzung der europäischen Richtlinien[12]. Alleine unter das MPG fallen derzeit schon mehr als 750.000 Artikel[13].

Aufgrund der begrenzten Seitenanzahl der Hausarbeit beschränkt sich diese im Folgenden nur auf die RL 93/42/EWG sowie das MPG und konzentriert sich dabei vorwiegend auf die gesetzlichen Anforderungen der „Qualität von Medizinprodukten und deren Organisationen".

1.1.1 Einführung in die gesetzlichen Anforderungen

Einen Gegenstand oder einen Stoff, der zu medizinisch therapeutischen oder diagnostischen Zwecken für Menschen verwendet wird, trägt die Bezeichnung Medizinprodukt. Im direkten

---

[6] Johner et al. (2015): S. 7
[7] Niggemeier (2015): S. 1
[8] Johner et al. (2015): S. 7
[9] Niggemeier (2015): S. 3
[10] ebenda, S. 23, 25
[11] Johner et al. (2015): S. 8f.
[12] ebenda, S. 9
[13] Stender (2015): S. 6

Unterschied zu Arzneimitteln erfüllt die bestimmungsgemäße Hauptwirkung indessen meist einen physikalischen oder physikochemischen Zweck. Um den Verkehr von Medizinprodukten zu regeln und dabei zugleich die Sicherheit, Eignung und Leistung für die Gesundheit sowie den erforderlichen Schutz der Patienten, Anwender und von Dritten zu gewährleisten, sind gesetzliche Maßnahmen notwendig. Zu diesem Zweck dient das MPG (vgl. § 1 MPG)[14]. Dabei werden Medizinprodukte, außer die In-vitro- und die aktiven implantierbaren Medizinprodukte, den Klassen I, IIa, IIb, oder III zugeordnet (vgl. Anhang IX Klassifizierungsregeln RL 93/42/EWG)[15,16]. Für die Klasse I gibt es noch Sonderformen für Produkte mit Messfunktion oder welchen mit sterilen Teilen[17]. Das MPG verweist hier unter § 13 auf die Klassifizierungsregeln des Anhangs IX der RL 93/42/EWG[18]. Die Klassifizierungsregeln orientieren sich an der jeweils möglichen Verletzbarkeit des menschlichen Organismus und berücksichtigen dabei die potentiellen Risiken im Zusammenhang mit der technischen Auslegung der Produkte und bei deren Herstellung (vgl. Begründung im Vorwort der RL 93/42/EWG)[19].

Hersteller für Medizinprodukte müssen im Rahmen des Konformitätsverfahrens Medizinprodukte in eine der vier Klassen unterteilen[20]. In Klasse I fallen die mit dem geringeren Risiko, in Klasse III alle Produkte mit dem höchsten Risiko[21]. Die Richtlinie fordert dabei die Einhaltung der im Anhang I der RL 93/42/EWG genannten „grundlegenden Anforderungen" (vgl. Anlage 1). Sie beinhaltet auch die Durchführung einer klinischen Prüfung auf Grundlage klinischer Daten durch den Hersteller (vgl. Anhang X „Klinische Bewertung" der 93/42/EWG). Die Erfüllung der „grundlegenden Anforderungen" ist die wichtigste Verpflichtung des Herstellers. Dabei müssen die Produkte so ausgelegt und hergestellt sein, dass ihre Anwendung unter den vorgesehenen Bedingungen und zu den vorgesehenen Zwecken weder den klinischen Zustand und die Sicherheit der Patienten noch die Sicherheit und die Gesundheit der Anwender oder gegebenenfalls Dritter gefährdet, wobei etwaige Risiken im Zusammenhang mit der vorgesehenen Anwendung gemessen am Nutzen für den Patienten vertretbar und mit einem hohen Maß an Gesundheitsschutz und Sicherheit vereinbar sein müssen[22]. Auf den Punkt gebracht sind dies gesetzliche Anforderungen zum Risiko-, Forderungs- und Fehlermanagement. Die CE-Kennzeichnung dient zu guter Letzt dann sozusagen auch noch als „Reisepass" für den freien Warenverkehr im Europäischen Wirtschaftsraum (EWR). Denn im EWR sind CE-gekennzeichnete Medizinprodukte frei verkehrsfähig. Patienten, Ärzten, dem

---

[14] Bundesgesetzblatt online Bürgerzugang (2002): S. 3148
[15] ebenda, S. 3152f.
[16] Amtsblatt der Europäischen Union (1993)
[17] Johner et al. (2015): S. 15
[18] Bundesgesetzblatt online Bürgerzugang (2002): S. 3152f.
[19] Amtsblatt der Europäischen Union (1993)
[20] Franke (2016): S. 19
[21] Johner et al. (2015): S. 15, 17f.
[22] Amtsblatt der Europäischen Union (1993)

Krankenhauspersonal und sonstigen Anwendern wird damit zugesichert, dass CE-gekennzeichnete Medizinprodukte aufgrund ihrer Entwicklung und Herstellung den hohen Anforderungen an die Produktsicherheit und Leistungsfähigkeit genügen[23]. Den Abschluss eines jeden durchgeführten Konformitätsverfahren (vgl. Punkt 1.4), mit dem der Hersteller den Verpflichtungen nach Abschnitt I der RL 93/42/EWG nachkommt, erklärt dieser (die sog. Konformitätserklärung), dass das betreffende Medizinprodukt den einschlägigen Bestimmungen dieser Richtlinie entspricht[24].

Abbildung 1 zeigt das Konformitätsbewertungsverfahren im Laufe der Medizinproduktentwicklung nach der RL 93/42/EWG:

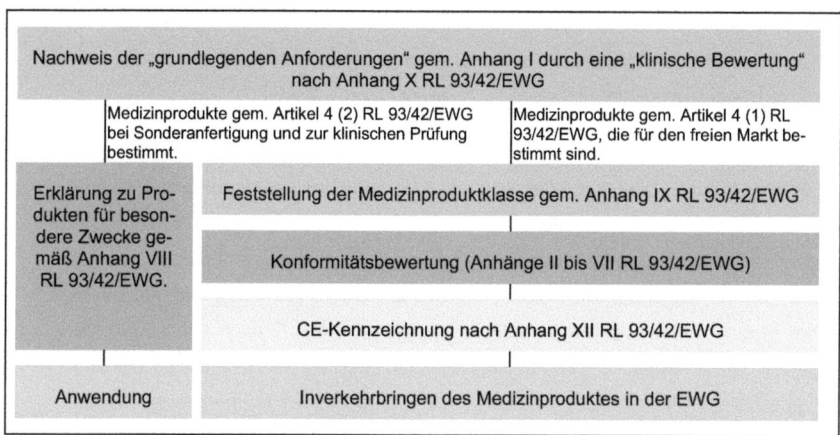

Abbildung 1: Konformitätsbewertungsverfahren im Laufe der Medizinproduktentwicklung[25,26]

1.2 Die DIN EN ISO 13485 und ihr Anwendungsbereich in Bezug auf Organisationen

Die Norm DIN EN ISO 13485 „Medizinprodukte - Qualitätsmanagementsysteme - Anforderungen für regulatorische Zwecke" ist eine nationale Norm und legt Anforderungen an ein QM-System fest. Sie ist spezifisch für Organisationen die Medizinprodukte herstellen[27]. Hierbei handelt es sich beispielsweise auch um Betriebe des Gesundheitshandwerks für Sonderanfertigungen. Hierzu zählt ebenfalls die Zahntechnik – die wiederum ebenso Teil einer Zahnarztpraxis sein kann –, die Orthopädietechnik, Orthopädieschuhtechnik, Augenoptiker, Hörgeräteakustiker, einschließlich der damit verbundene Vertrieb, d. h., der Sanitätshandel[28]. Die Norm DIN EN ISO 13485 ist also für Organisationen bestimmt, die Medizinprodukte zur

[23] Stender (2015): S. 2f.
[24] Franke (2016): S. 18f.
[25] Amtsblatt der Europäischen Union (1993)
[26] Johner et al. (2015): S. 13
[27] ebenda, S. 57
[28] Statistisches Bundesamt (2006)

Verfügung stellen bzw. in Verkehr bringen und / oder die dazugehörigen Dienstleistungen anbieten. Die Anforderungen betreffen insbesondere Entwicklung / Design, Produktion, Installation und die Instandhaltung von Medizinprodukten. Somit findet sie nicht nur bei Organisationen Anwendung, die Medizinprodukte und / oder die zugehörige Komponenten serienmäßig produzieren, vertreiben und / oder verbundene Dienstleistungen anbieten, sondern sie gilt auch für Organisationen, die als Zulieferer nur einzelne Komponenten eines Medizinproduktes herstellen. Interessant ist, dass die Norm DIN EN ISO 13485 auch die Aufbereitung von Medizinprodukten durch den Anwender oder durch Dritte, und zwar unabhängig von der Risikoeinstufung, berücksichtigt.

Die Norm ist jedoch nicht anwendbar für Arztpraxen, Zahnarztpraxen, Physiotherapeuten, Podologen oder andere Einrichtungen des Gesundheitswesens, sofern diese keine der oben genannten, auf Medizinprodukte bezogenen Dienstleistungen, anbieten[29].

1.2.1 Entwicklung der ISO-Norm zur DIN EN ISO-Norm für Medizinprodukte

Grundsätzlich müssen Hersteller die gesetzlichen Anforderungen für Medizinprodukte erfüllen. Den Nachweis zu deren Einhaltung der im Anhang I der RL 93/42/EWG genannten „grundlegenden Anforderungen" können Hersteller von Medizinprodukten erfüllen, wenn sie sogenannte Normen heranziehen[30]. Diese beschreiben die einzelnen Anforderungen auf technischer Ebene[31]. Medizinprodukte entsprechen gem. Artikel 5 nach 93/42/EWG den „grundlegenden Anforderungen", wenn anzunehmen ist, dass sie die einschlägigen nationalen Normen erfüllen, deren Grundlage wiederum die Umsetzung der harmonisierten Normen ist und wenn deren Fundstelle im „Amtsblatt der Europäischen Gemeinschaften" veröffentlicht ist[32]. Auf nationaler Ebene wird gem. § 8 MPG insoweit vermutet, dass die Bestimmungen dieses Gesetzes eingehalten werden, wenn Medizinprodukte mit harmonisierten Normen oder gemeinsamen technischen Spezifikationen, die das jeweilige Medizinprodukt betreffen, kompatibel sind. Gem. § 3 MPG müssen nationale Normen für Medizinprodukte über eine sog. Fundstelle im „Bundesanzeiger" ebenfalls bekannt gegeben werden, wenn diese durch harmonisierte europäische Normen, analog zu den Richtlinien 90/385/EWG, 93/42/EWG und 98/79/EG, in nationale Normen umgesetzt worden sind[33].

Hersteller dürfen zwar die harmonisierte Norm anwenden, müssen dabei jedoch in der Regel die gemeinsamen technischen Spezifikationen einhalten. Nur in hinreichend begründeten Ausnahmefällen muss ein Hersteller diesen Spezifikationen nicht vollständig nachkommen;

---

[29] Deutsche Akkreditierungsstelle (2013): S. 4
[30] Johner et al. (2015): S. 27
[31] Franke (2016): S. 32
[32] Amtsblatt der Europäischen Union (1993)
[33] Bundesgesetzblatt online Bürgerzugang (2002): S. 3150f.

dann jedoch muss er Lösungen wählen, die dem Niveau der Spezifikationen zumindest als vergleichbar gut entsprechen. Normen sind jedoch nur Empfehlungen, die keine rechtliche Verbindlichkeit besitzen[34]. Allerdings spricht man von einem sogenannten „Vermutungscharakter"[35]. Dies bedeutet, dass man bei der Einhaltung von Normen vermutet, dass der Hersteller alles berücksichtigt hat, um sein Produkt sicher zu gestalten und in Verkehr zu bringen[36]. Die Normen selbst - so auch diese für Medizinprodukte - werden in Fachgremien in einem vorgeschriebenen Terminplan erstellt und von der entsprechenden internationalen Normungsinstitution veröffentlicht (vgl. Abbildung 2)[37].

---

[34] Jandel et. al. (2013): S. 309
[35] Stender (2015): S. 7
[36] Bundesgesetzblatt online Bürgerzugang (2002): S. 3151
[37] Johner et al. (2015): S. 7f.

Organisation: „Internationale Organisation für Normung (ISO)", Gründungsjahr 1947	
Aktuell gültige internationale Norm (ISO-Norm):	ISO 13485:2016 (3. Ausgabe)
Verfügbar seit:	01.03.2016
Ersetzt für:	ISO 13485:2003-07

Organisation: „European Commitee for Standardization (CEN)", Gründungsjahr 1961	
Europäische Norm (EN):	EN ISO 13485:2016
Verfügbar seit:	02.03.2016
Ersetzt für:	EN ISO 13485:2010; in 07/2012 nachgereichte Berichtigung EN ISO 13485:2012/AC2012
Wichtiger Hinweis:	Stand der Veröffentlichung im „Amtsblatt der europäischen Union": 13.05.2016. Die Norm EN ISO 13485:2012/AC2012 ist die aktuell harmonisierte Norm.

Normgremium: „Deutsches Institut für Normung e. V. (DIN)", Gründungsjahr der DIN 1917	
Aktuell gültige nationale Norm (DIN-Norm):	DIN EN ISO 13485:2012-11, Ausgabedatum: 11/2012
Ersetzt für:	DIN EN ISO 13485:2010-01, Ausgabedatum: 01/2010
Wichtiger Hinweis:	Stand der Veröffentlichung im „Bundesanzeiger": 06.02.2014. Die Norm DIN EN ISO 13485:2012-11 ist die aktuelle nationale Norm.
Aktueller DIN-Norm-Entwurf:	DIN EN ISO 13485:2015-05 - Entwurf, Ausgabedatum: 05/2015
Ersetzt für:	DIN EN ISO 13485:2014-04, Ausgabedatum: 04/2014
Veröffentlichung der aktuellen DIN-Norm:	DIN EN ISO 13485:2016-08, Ausgabedatum: 08/2016
Ersetzt für:	DIN EN ISO 13485:2012-11, Ausgabedatum: 11/2012

Abbildung 2: Von der internationalen zur harmonisierten Norm für Medizinprodukte, Stand: 30.06.2016
38,39,40,41,42,43,44,45,46,47,48

Es ist nicht ungewöhnlich, dass Normungsverfahren auf verschiedenen Ebenen parallel laufen[49]. Das ist derzeit beispielsweise bei der Norm ISO 13485 der Fall. So liegt bereits ein deutscher Entwurf, bezeichnet als DIN EN ISO 13485:2015-05-Entwurf, seit Mai 2015 vor[50]; wohingegen die ISO 13485 und die EN ISO 13485:2016 erst im März dieses Jahres veröffentlicht wurden[51]. Dabei ist es durchaus üblich und auch möglich, ISO-Normen im Wortlaut zu übernehmen. Diese Normen tragen dann die Kennzeichnung beider Organisationen. Dies trifft auch bei der Norm EN ISO 13485 zu. Die Umsetzung der nationalen Normen obliegt

[38] Jandel et. al. (2013): S. 312, 328
[39] International Organization for Standardization
[40] Beuth ISO 13485:2016 (2016)
[41] Stender (2016): S. 91
[42] European Committee for Standardization (2016)
[43] Europäische Union (2016)
[44] Beuth (2012)
[45] Beuth (2015)
[46] Bundesanzeiger (2016)
[47] Beuth DIN EN ISO 13485:2016 (2016)
[48] DIN Deutsches Institut für Normung e. V. (2016)
[49] Jandel et. al. (2013): S. 311, 313, 316f.
[50] Beuth (2015)
[51] Beuth ISO 13485:2016 (2016)

aber stets den nationalen Normungsgremien der Mitgliedsstaaten. In Deutschland ist dies das „Deutsches Institut für Normung e. V.", kurz DIN, genannt. Auch diese stellt ihre Kennung der Norm voran. Die Norm DIN EN ISO 13485 ist also die in Deutschland durch das DIN umgesetzte Version der europäischen Norm EN ISO 13485, die ihrerseits wiederum die internationale Norm ISO 13485 ersetzt[52].

1.2.2 Der aktuelle Stand der Norm für Medizinprodukte

„Zertifizierungsstellen für Qualitätsmanagementsysteme" zertifizieren Organisationen nach der aktuell noch im deutschen Normenwerk gültigen Norm DIN EN ISO 13485, Ausgabe 2012-11[53]. In Kapitel 3 dieser Hausarbeit wird bereits der Entwurf der DIN EN ISO 13485:2015-05 vorgestellt. Dieser Entwurf ist sozusagen eine deutsche Norm-Vorlage (Vorabversion) zur ISO 13485:2016-03. Diese Norm wird voraussichtlich mit Ausgabedatum August 2016, als DIN EN ISO 13485:2016-08, ins deutsche Normwerk übernommen werden (vgl. Abbildung 2). Die Übergangszeit für bestehende Zertifizierungen beträgt dann wiederum drei Jahre[54,55].

In Bezug auf QM-Systeme, legt diese Norm Anforderungen fest, insofern Organisationen ihre Fähigkeit zur Bereitstellung von Medizinprodukten und den zugehörigen Dienstleistungen, welche die zutreffenden gesetzlichen Anforderungen erfüllen müssen, darzulegen haben. Da Organisationen permanent die Anforderungen der Kunden und dabei gleichzeitig auch die geltenden Gesetze sowohl für die Medizinprodukte als auch für die dazugehörenden Dienstleistungen erfüllen müssen, können sie sich nach der Norm zertifizieren lassen. Dies bedeutet, dass sie sich in dem Fall durch eine unabhängige Stelle bestätigen lassen, dass sie alle Anforderungen dieser Norm erfüllen. Organisationen haben dadurch den Vorteil, dass QM-Systeme eine „gemeinsame Basis" zur Erfüllung der gesetzlichen Anforderungen erhalten[56].

1.3 Normen zur „Qualität im Gesundheitswesen"

Es gibt mehrere Normen, die das Thema „Qualität im Gesundheitswesen" abdecken. Im Folgenden werden beispielhaft einige Schnittstellen und Unterschiede zu anderen Normen aufgezeigt, ohne jedoch einen Anspruch auf Vollständigkeit zu haben:

Für Prüf- und Kalibrierlaboratorien, die die Kompetenz für die Durchführung von Prüfungen und / oder Kalibrierungen, einschließlich der Probenahme in ihrem QM-System, anerkennen lassen wollen, gibt es speziell die ISO 17025. Sie stellt konkrete Bezüge zu der bekannten

---

[52] Johner et al. (2015): S. 27f.
[53] Lässig (2016)
[54] Beuth DIN EN ISO 13485:2016 (2016)
[55] Jandel et. al. (2013): S. 311
[56] Johner et al. (2015): S. 57

Norm ISO 9001 für Qualitätsmanagementsysteme her[57]. Zur Beschreibung von Prozessen zur Herstellung und Wartung von Software, die sowohl ein Teil des Produktes als auch ein alleinstehendes Medizinprodukt sein kann, gibt es ebenfalls eine spezielle Norm, die EN 62304 „Medizingeräte-Software - Software-Lebenszyklus-Prozesse". So lassen sich beispielsweise die Forderungen der EN 62304 auf die Forderungen der ISO 13485 im Kapitel 7 „Produktrealisierung" projizieren. Auch die Forderungen in Kapitel 8 der ISO 13485, die von Kunden verlangt, dass diese ein dokumentiertes Rückmeldesystem in das QM-System einzuführen haben, sind in der Norm ISO 14971 „Anwendung des Risikomanagements auf Medizinprodukte" und in der EN 62304 wiederzufinden[58]. Im Gegensatz zur ISO 17025 oder EN 62304 ist die ISO 13485 nahezu mit der Qualitätsmanagementnorm ISO 9001 identisch[59,60]. Neben dem Anwendungsbereich zu normativen Verweisen sowie Begriffsbestimmungen besteht die ISO 13485 aus weiteren fünf Kapiteln, die in Kapitel 3 der Hausarbeit näher erläutert werden. Abbildung 3 zeigt die Struktur der Normen ISO 9001 und 13485[61]

[57] Beuth (2011)
[58] Johner et al. (2015): S. 29, 60, 62, 64
[59] Beuth (2011)
[60] Franke (2016): S. 3f.
[61] Johner et al. (2015): S. 57

Struktur der Norm	ISO 9001	und	ISO 13485

	ISO 9001	ISO 13485
Inhalt	Vorwort	Vorwort
	Einleitung	Einleitung
	1 Anwendungsbereich	1 Anwendungsbereich
	2 Normative Verweisungen	2 Normative Verweisungen
	3 Begriffe	3 Begriffe
	4 Kontext der Organisation ...	4 Qualitätsmanagementsystem
	4.4 Qualitätsmanagementsystem und seine Prozesse	
	5 Führung	5 Verantwortung der Leitung
	5.1 Führung und Verpflichtung ...	
	6 Planung	6 Management und Ressourcen
	7 Unterstützung	7 Produktrealisierung
	7.1 Ressourcen ...	
	8 Betrieb	8 Messung, Analyse und Verbesserung
	9 Bewertung der Leistung	
	9.1 Überwachung, Messung, Analyse und Bewertung ...	
	10 Verbesserung	
	Anlagen	Anlagen

Abbildung 3: Struktur der Normen ISO 9001 und ISO 13485[62]

Die ISO 13485 ist eine Norm, die wegen der besonderen Anforderungen nur für Medizinprodukte gilt, da diese speziell für diese erstellt wurde. Daher schließt sie einige Forderungen von der ISO 9001 aus, wenn diese zur Erfüllung der gesetzlichen Anforderungen nicht geeignet oder wenig zweckdienlich sind. Wegen dieser Ausschlüsse können Organisationen, deren QM-Systeme dieser internationalen Norm entsprechen, keine Konformität mit der ISO 9001 beanspruchen, außer natürlich, wenn ihr QM-System dennoch mit allen Anforderungen der ISO 9001 konform sein sollte[63]. Die ISO 9001 ist eine allgemeine Norm; sie kann für alle Betriebe angewendet werden[64]. Im Unterschied zur ISO 9001 fordert die ISO 13485 die Berücksichtigung eines Risikomanagements für das Medizinprodukt nach ISO 14971. Hier wird einmal mehr die zentrale Rolle eines Risikomanagements bei der Herstellung von Medizinprodukten deutlich. In Kapitel 7 „Produktrealisierung" der ISO 13485 wird die Wichtigkeit der Medizinprodukte transparent. In diesem Kapitel wurden – im Vergleich zur ISO 9001 – viele Forderungen dahingehend erweitert, dass für die angewendeten Verfahren erweiterte Dokumentations- und Aufzeichnungspflichten bestehen[65]. So fordert die ISO 13485 bis zu 17

---

[62] Stender (2015): S. 14
[63] Beuth (2012)
[64] Bischof (2015), S. 113
[65] Johner et al. (2015): S. 29, 61

zusätzliche Verfahrensanweisungen. Dies sind u. a. „Tätigkeiten zur Instandhaltung", „Besondere Anforderungen für sterile Medizinprodukte", „Identifikation zurück gelieferter Medizinprodukte", „Rückmeldesystem für frühzeitige Warnungen" oder die „Benachrichtigung der Behörde bei Vorkommnissen". Auch können bis zu 21 zusätzliche Aufzeichnungen notwendig werden[66]. Tatsache ist, dass die ISO 13485 sehr prozessorientiert ausgerichtet ist, wohingegen[67] die ISO 9001 auf die Entwicklung und Verwirklichung eines QM-Systems abzielt[68]. Der ganz große Unterschied zwischen der ISO 9001 und der ISO 13485 zeigt sich also hauptsächlich darin, dass die Forderung nach einer ständigen Verbesserung der Wirksamkeit des QM-Systems nur in der ISO 9001 vorzufinden ist. Die ISO 13485 verfolgt dagegen das Ziel, für eine weltweite Harmonierung der Rechtsvorschriften für Medizinprodukte zu sorgen. Dies ist insofern damit erklärbar, dass das Ziel bei Medizinprodukten die stetige Minimierung der Risiken für Patienten und Anwender ist und nicht – wie im Falle der ISO 9001 - die stetige Erhöhung der Kundenzufriedenheit. Unabhängig hiervon werden jedoch in beiden Normen Qualitätspolitik, Qualitätsziele sowie die Managementbewertung genannt. So fordern beide Normen mitunter dieselben Verfahrensanweisungen im Hinblick auf die Dokumentationspflicht bzw. auch für Aufzeichnungen bei fehlerhaften Produkten, internen Audits sowie bei Korrektur- und Vorbeugemaßnahmen. Damit in beiden Normen die richtigen Schlüsse gezogen werden können, verlangen deshalb auch beide Normen dokumentierte Verfahren zu erarbeiten, um festzuhalten, wie beispielsweise Fehler zu bewerten sind, deren Ursache zu ermitteln und der jeweilige Handlungsbedarf zu beurteilen ist. Dies gilt sowohl für Korrekturmaßnahmen, d. h., tatsächlich eingetretene Fehler, als auch für Vorbeugemaßnahmen, d. h., potentiell mögliche Fehler[69].

Mit dem Ziel, eine gleichbleibende Dienstleistung in der Gesundheitsversorgung zu erbringen und die Kundenzufriedenheit zu verbessern, wurde eine neue Norm, die DIN EN 15224 „Dienstleistungen in der Gesundheitsversorgung - Qualitätsmanagementsysteme" geschaffen. Sie stützt sich dabei auf die Anforderungen der ISO 9001. Bereits seit März 2016 liegt der Norm-Entwurf der DIN EN 15224:2016-04 vor. Diese Norm wird dann in Zukunft die aktuell noch gültige DIN EN 15224:2012-12 ablösen[70].

Da viele Hersteller international tätig sind und ihre Produkte auch im außereuropäischen Ausland verkaufen möchten, ist nicht zuletzt auch noch die „21 CFR 820 QSR" zu erwähnen. Dabei handelt es sich um ein Dokument, das den „Stand der Technik" zur Erfüllung von gesetzlichen Anforderungen in den USA abbildet. Für Hersteller von Medizinprodukten sind,

[66] Stender (2015): S. 6-13
[67] Johner et al. (2015): S. 58
[68] Franke (2016): S. 9
[69] Johner et al. (2015): S. 67
[70] Beuth, DIN EN 15224:2016 (2016)

neben den allgemeinen Anforderungen (1 bis 99), die Teile 800-1299 relevant. Der Teil 820 beschreibt das QM-System. Diese ist inhaltlich in etwa mit der ISO 13485 vergleichbar. Die FDA, die Food and Drug Administration, als zuständige US-amerikanische Behörde, berücksichtigt auch ähnlich den europäischen Normen die sog. „Recognized Consensus Standards". Bei der internationalen Norm zum Risikomanagement von Medizinprodukten, der ISO 14971, handelt es sich beispielsweise um einen solchen vollständig anerkannten Standard[71].

1.4 Ist die Einführung eines QM-Systems für Medizinprodukte gesetzlich erforderlich?

Der Gesetzgeber stellt in der RL 93/42/EWG Anforderungen an die Qualität. Dabei handelt es sich um vorgeschriebene Anforderungen an die Sicherheit, Eignung und Leistung der Produkte. Sie legen Eigenschaften einer geforderten Qualität dar, die ein Medizinprodukt im Rahmen seiner Herstellung erfüllen muss. Der Klassifizierung entsprechend, hat der Hersteller ein Verfahren aus sieben Anhängen der RL 93/42/EWG durchzuführen. Anhang III dieser Richtlinie benennt das Verfahren „EG-Baumusterprüfung", Anhang VIII ist nur eine „Erklärung zur Produktion für besondere Zwecke" und Anhang IV stellt eine „EG-Prüfung" dar. Eine Besonderheit ist der vorgenannte Anhang VIII, speziell für Sonderanfertiger der Klasse I, für die das Konformitätsbewertungsverfahren nicht gilt (vgl. Abbildung 1). Das sind beispielsweise die Hersteller von orthopädischen Schuhen. Grundsätzlich gilt aber, umso höher das Risiko, das von einem Produkt ausgehen kann, desto umfassender sind die Qualitätssicherungsmaßnahmen durchzuführen. Entweder ist nur die Qualitätssicherung des Produktes (Anhang VI) oder der Produktion (Anhang V) oder aber lediglich eine eigenständig erstellte Konformitätserklärung abzugeben (Anhang VIII). Anhang II verlangt sogar ein „vollständiges Qualitätssicherungssystem". Dies kann auch bestimmte Produkte der Klasse I betreffen, von denen ein erhöhtes Risiko ausgehen kann. Grundsätzlich sind für Medizinprodukte ab der Klasse IIa strengere Verfahren durchzuführen. So kann man die Verfahren nach Anhang II sowie von IV bis VIII umgangssprachlich auch als „unternehmensspezifisches QM-System" bezeichnen. Dabei muss das Qualitätssicherungsverfahren auch die Produktionsschritte mit einschließen[72,73,74]. Das heißt aber nicht, dass jedes „unternehmensspezifische QM-System" von einer „Benannten Stelle" – dies sind z. B. TÜV, DEKRA, Berlin Cert, ecm-Zertifizierungsgesellschaft oder die SLG Prüf- und Zertifizierungs GmbH[75] usw. – als konform zu der jeweils aktuell gültigen Richtlinie bzw. zu den Gesetzen – auch genehmigt werden muss. Der Gesetzgeber schreibt hierbei der „Benannten Stelle" die Vorgehensweise ziemlich klar vor, wie der genaue Ablauf für die Genehmigung des Verfahrens zu erfolgen hat. Das

---

[71] Johner et al. (2015): S. 46f.
[72] ebenda, S. 18f.
[73] Franke (2016): S. 18 u. ff.
[74] Amtsblatt der Europäischen Union (1993)
[75] Zentralstelle der Länder für Gesundheitsschutz bei Arzneimitteln und Medizinprodukten (2014)

können dann beispielsweise Inspektionen, Bewertungen, förmliche Überprüfungen (Audits), Antragsprüfungen, heranziehen von Gutachten, erweiterte Prüfverfahren (wie z. B. zusätzliche Tests oder Prüfungen) oder Produktprüfungen von „Baumustern" oder von Endprodukten sein[76]. An dieser Stelle ist ausdrücklich darauf hinzuweisen, dass der Gesetzgeber zwar ein „Genehmigungsverfahren" fordert aber ausdrücklich kein „Zertifizierungsverfahren" verlangt. Daher ist die Zertifizierung des Herstellers nach ISO 13485 gesetzlich nicht notwendig. Für Hersteller wäre es darüber hinaus ein fataler Irrtum, würden diese annehmen, bereits alle gesetzlichen Anforderungen für ihre Organisation alleine durch eine Zertifizierung erfüllt zu haben. Ein „Genehmigungsverfahren" sollte daher getrennt von einem „Zertifizierungsverfahren" betrachtet werden, sodass die Priorität in der Erfüllung der gesetzlichen Anforderungen liegt. Unumstritten gilt aber in der Praxis, dass die Dokumentation eine gesetzliche Forderung ist, die alle Medizinproduktehersteller zu erfüllen haben[77].

---

[76] Amtsblatt der Europäischen Union (1993)
[77] Franke (2016): S. 18 u. ff.

2 ISO 13485:2016-03 (3. Ausgabe)

2.1 Neue Anforderungen

Dieses Kapitel gibt einen Einblick in die Anforderungen an das Qualitätsmanagement für Medizinproduktehersteller nach der neuen ISO 13485:2016. Diese ersetzt die seit mehr als 10 Jahren bestehende ISO 13485:2003[78]. Die International Organization for Standardization betont auf ihrer Webseite, dass die neue Norm noch stärker auf das Risikomanagement ausgerichtet ist[79]. Sie umfasst nunmehr praktisch sämtliche Prozesse eines QM-Systems. Das Risikomanagement kann nunmehr konform zur ISO 14971 erfolgen, muss dies aber nicht. Somit ließe sich das Risikomanagement einer ganzen Medizinproduktfamilie auf nur ein einzelnes Produkt einer Produktfamilie reduzieren. Dass dies nun möglich ist, bedingt die Neuaufnahme des Begriffs „Medizinproduktfamilie" ins Kapitel 3 „Terms and definitions" der neuen ISO-Norm.

Die neue Norm stellt umfangreiche Anforderungen an die Produktkonformität für Organisationen, die ihre Prozesse ausgliedern und in der Folge somit auch an deren Lieferanten. Denn die Lenkung derart ausgegliederter Prozesse und ihre Überwachung bzw. Bewertung müssen im QM-System nicht nur erkennbar, sondern auch nachvollziehbar sein.

Das Hauptziel dieser Norm liegt ferner in der globalen Ausrichtung der regulatorischen Anforderungen an QM-Systeme für Medizinproduktehersteller. U. a. sind Änderungen enthalten, die eine bessere Nähe zu den Forderungen der 21 CFR part 820 - Quality System Regulations der US-amerikanischen Behörde FDA erkennen lässt. Neu ist u. a. im Abschnitt 4.2.3 der ISO 13485:2016 die Forderung zur Einführung eines „Medical device file", das im Wesentlichen den Forderungen der FDA zu einem „Device Master Record" entspricht. Darunter ist eine Art „Akte" zu verstehen, die vereinfacht ausgedrückt, einerseits das Medizinproduktegerät erklärt und andererseits auch beschreibt, wie das Gerät produziert, genutzt und gewartet werden soll[80].

Der Abschnitt 5.6 „Management review" aus Kapitel 5 der Norm enthält wesentliche Ergänzungen, u. a. in den Punkten 5.6.2 „Review input" und 5.6.3 „Review output". Die Managementbewertungen müssen nunmehr sowohl die Eingaben für die Bewertung (Input) berücksichtigen, hierunter fallen u. a. Meldungen an Behörden oder das Monitoring und die Messung von Produkten sowie Prozessen, als auch die Ergebnisse der Bewertung (Output), wobei auch das eingesetzte QM-System diesen Anforderungen entsprechen muss.

---

[78] Beuth, ISO 13485:2016 (2016)
[79] International Organization for Standardization
[80] Johner 03.11.2015 (2015)

20

Kapitel 7 der Norm „Product realization" weist nunmehr eine ganz neue Struktur auf. Im Vergleich zur ISO 13485:2003 wurde der Abschnitt 7.3 „Design and development" wesentlich erweitert und enthält in der neuen Norm zusätzliche Abschnitte, wie z. B. 7.4.3 „Verification of purchased product" oder 7.5.6 „Validation of processes for production and service provision". Neu hinzugekommen sind also Forderungen die Verfahrensweisen für das Design und die Entwicklung, einschließlich des Design Transfers, zu dokumentieren. Ergänzt wurde die Norm ferner um das Unterkapitel 7.3.10 „Design and development files", das analog zum „Design history file" zu verstehen ist.

Kapitel 8 enthält gleich zwei neue Unterkapitel: 8.2.2 „Complaint handling", welches das Thema Reklamationsbearbeitung behandelt und 8.2.3 „Reporting to regulatory authorities", das auf die Kommunikation mit Behörden und „Benannten Stellen" näher eingeht[81].

2.2 Kritikpunkte

Es bestehen u. a. übersetzungsbedingte Unterschiede zwischen der ISO 13485:2016-03 und der DIN EN ISO 13485:2016-08. Ferner stimmen nunmehr weder die Struktur noch die Anforderungen der ISO 13485:2016-03 mit der ISO 9001:2015 überein. In der Folge ist eine Implementierung beider Normen nur noch mit einem erheblichen Aufwand möglich bzw. sind Verweise zwischen den beiden Normen zum Teil auch überhaupt nicht mehr möglich. An dieser Stelle stellt sich die berechtigte Frage: Warum sollte man ein Qualitätsmanagementsystem nach ISO 13458 und ISO 9001 eigentlich weiterhin aufrechterhalten[82]?

---

[81] Johner 03.11.2015 (2015)
[82] Stender (2016): S. 91

3   Anforderungen der DIN EN ISO 13485:2015-05 - Entwurf

3.1   Erläuterung zum Aufbau der DIN EN ISO 13485:2015-05 - Entwurf

Die Kapitel 5 bis 8 der Norm DIN EN ISO 13485:2015 - Entwurf sind so aufgebaut, dass Prozesse ineinandergreifen und sie nur im Zusammenspiel ein funktionierendes System bilden. So dient das Kapitel 7 „Produktrealisierung" zur Herstellung des Produktes auf Basis der Anforderungen der / des Kunden. Die Kundenzufriedenheit und die Produktqualität erfolgen durch Messung und Analyse im Kapitel 8. Deren Ergebnisse werden wiederum zur Verfügung gestellt, als ein Lenkungsinstrument der Leitung in Kapitel 5. Die Leitung hat wiederum die Möglichkeit durch Kapitel 6 „Management von Ressourcen" die Produktrealisierung (Kapitel 7) positiv zu beeinflussen. Hiermit ergibt sich ein geschlossener Kreis. Dessen Leistungsfähigkeit wird wiederum regelmäßig gemessen (Kapitel 8), um diese dauerhaft sicherstellen zu können. In der Norm wird dies als „Prozessorientierender Ansatz" bezeichnet[83].

3.1.1   Kapitel 4 „Qualitätsmanagementsystem"

Die DIN EN ISO 13485 stellt unter Kapitel 4.1 „Allgemeine Anforderungen" an die Organisation, die sich ihr QM-System nach der Norm zertifizieren lassen will. Die Organisation muss nach dieser Norm ein QM-System aufbauen, es dokumentieren, verwirklichen, aufrechterhalten und dessen Wirksamkeit stetig verbessern. Wie sie das allerdings im Rahmen ihrer innerbetrieblichen Verfahrensweisen und Qualitätsanforderungen für ihr Produkt mit dem eigenen „unternehmensspezifischen QM-System" umsetzt, muss sie wiederum nicht aufzeigen.

Nach der Norm DIN EN ISO 13485 sind jedoch alle erforderlichen Prozesse und ihre Anwendung festzulegen bzw. auch die Abfolge und Wechselwirkungen dieser Prozesse, mit dem Ziel, diese kenntlich zu machen. Es sind Kriterien und Methoden festzulegen, um die Prozesse wirksam werden zu lassen und auch zu lenken. Die für die Prozesse und ihre Überwachung erforderlichen Mittel und Informationen sind zur Verfügung zu stellen, denn die Prozesse müssen überwacht, gemessen und analysiert werden. So sind außerdem Maßnahmen einzuleiten, um die geplanten Ergebnisse zu erreichen und die Prozesse stetig zu verbessern. Zu beachten ist für die Organisation, dass jeder Prozess nur in Übereinstimmung mit den Forderungen dieser Norm geleitet und gelenkt werden darf. Hat eine Organisation einen Prozess ausgegliedert, der Einfluss auf die Produktkonformität hat, muss die Organisation dessen Lenkung sicherstellen; dies muss auch in der Darstellung des QM-Systems sichtbar sein.

---

[83] Johner et al. (2015): S. 58

Die Norm ermöglicht es auch den Umfang der Dokumentation des QM-Systems an die Grö-
ße, Art, Komplexität und Wechselwirkungen der Prozesse sowie Fähigkeit der Organisation
anzupassen[84].

Dokumentationen gehören zu den wesentlichsten Aspekten eines QM-Systems, wohl auch
deshalb, damit dieses überhaupt die Anforderungen der Norm erfüllen kann. Denn nur das,
was auch dokumentiert wird, ist zur Norm konform. Grundsätzlich ist daher Folgendes zu dokumentieren und fortzuschreiben / zu pflegen: die Qualitätspolitik und -ziele, das Qualitätsmanagementhandbuch (QM-Handbuch), die von der Norm geforderten Verfahren, Aufzeichnungen und jegliche Art von Dokumentationen, die nationale und regionale Regularien fest-
legen und zuletzt auch noch alle Dokumente, die die Organisation zur Sicherstellung der
wirksamen Planung, Durchführung und Lenkung ihrer Prozesse benötigt[85]. Zu jedem dieser
einzelnen Punkte wird in der Norm genau beschrieben, was eine Organisation hierfür umzu-
setzen hat. Beispielsweise werden im Abschnitt 4.2.2 „Qualitätsmanagementhandbuch", Anforderungen an ein QM-Handbuch gestellt, wie es inhaltlich aufzubauen ist, u. a. auch der
organisatorische Aufbau, der Geltungsbereich, die Verfahren und Verweise darauf oder auch
eine Beschreibung der Abfolge und der Wechselwirkung der Prozesse[86]. Ferner können
norminative Forderungen im QM-System ausgeschlossen werden; d. h., wenn diese in der
Organisation nicht vorkommen, sind solche Ausschlüsse dann auch im QM-Handbuch zu
dokumentieren. Die Darstellung der Dokumentenstruktur im QM-Handbuch ist stets über-
sichtlich zu gestalten[87]. Die zu dokumentierenden Verfahren gehören jedoch nicht in das
QM-Handbuch. Stattdessen sind diese dort nur aufzulisten und als jeweils eigene Dokumente zu pflegen. Da es in einer Organisation durchaus vorkommen kann, dass nicht jedes Verfahren für jede/n Mitarbeiter/in von Interesse ist; kann die Dokumentation auch zielgerichtet
erfolgen und das QM-Handbuch so „schlank gehalten" werden. Zu beachten gilt, dass jede
Änderung im QM-Handbuch von der obersten Leitung freizugeben ist[88].

Die Norm erläutert auch, wie mit den Dokumenten und Aufzeichnungen umzugehen ist (vgl.
4.2.3 „Lenkung von Dokumenten" und 4.2.4 „Lenkung von Aufzeichnungen"). Für Dokumente gibt es Vorgaben, die u. a. die Vergabe von Visionsnummern und Regeln von Zugriffsbe-
rechtigungen definieren; so haben Aufzeichnungen die Vorgabe der Auffindbarkeit und Les-
barkeit. Ferner dienen bei der Norm Aufzeichnungen auch als Nachweis der Konformität.
Wichtig ist, dass sämtliche Dokumente und Aufzeichnungen im Sinne der Norm „gelenkt"
werden. Dies bedeutet, im QM-Handbuch muss deutlich beschrieben sein, welche Dokumen-

---

[84] Franke (2016): S. 67-70
[85] Johner et al. (2015): S. 58
[86] Franke (2016): S. 70
[87] Stender (2015): S. 3
[88] Johner et al. (2015): S. 59

te existieren und wie damit zu verfahren ist, wie z. B. die Regeln für die Lenkung der Aufzeichnungen in Verfahrensanweisungen oder Aufbewahrungszeiten[89].

3.1.2 Kapitel 5 „Verantwortung der Leitung"

Die oberste Leitung trägt die Verantwortung für das QM-System. In Kapitel 5 der Norm „Verantwortung der Leitung" werden die Aufgaben der Leitung beschrieben. Eine Hauptaufgabe der Leitung besteht in der Qualitätspolitik (Abschnitt 5.3 „Qualitätspolitik"). Diese legt die Qualitätsziele fest, deren Bedeutung die Leitung innerhalb ihrer Organisation zu vermitteln hat. Gemäß Abschnitt 5.5.2 „Beauftragter der obersten Leitung" hat sie einen Qualitätsmanagementbeauftragten (QMB) zu benennen. Dieser QMB hat sicherzustellen, dass die erforderlichen Prozesse zum Erreichen dieser Ziele ausgeführt und aufrecht erhalten werden. Der QMB muss sich dabei an den Qualitätszielen orientieren. Der Geschäftsführung (oberste Leitung) hat in regelmäßigen Abständen einen Bericht vorzulegen. Auf Basis dieser Berichte muss die oberste Leitung die Eignung, Wirksamkeit und Angemessenheit des QM-Systems bewerten. Möglicherweise werden Korrekturmaßnahmen notwendig; ggf. ist auch die Verfügbarkeit zusätzlich benötigter Ressourcen sicherzustellen. Die Bewertung erfolgt üblicherweise einmal jährlich im Rahmen von sog. „Managementbewertungen" (Abschnitt 5.6 „Managementbewertung"). Hierbei handelt es sich gewissermaßen um ein Commitment (Selbstverpflichtung) bezüglich der Entwicklung und Verwirklichung. Es dient dem Zweck einer ständigen Verbesserung der Wirksamkeit des QM-Systems (Abschnitt 5.1 „Verpflichtung der Leitung"). In der Managementbewertung werden die Qualitätsziele festgelegt, in welcher der Organisation auch die Bedeutung der Erfüllung der Kundenanforderungen und auch der gesetzlichen sowie behördlichen Anforderungen vermittelt werden (Abschnitt 5.2 „Kundenorientierung"). Vermittelt werden können diese u. a. auch im Rahmen von Schulungen, Sitzungen, Betriebsversammlungen oder über entsprechende Mitteilungen der Geschäftsleitung[90,91].

3.1.3 Kapitel 6 „Management von Ressourcen"

In Kapitel 6 der Norm „Management von Ressourcen" werden Vorgaben genannt, wie die oberste Leitung das Vorhandensein aller erforderlichen Ressourcen sicherzustellen hat, um die gesetzten Qualitätsziele zu erreichen (Abschnitt 6.1 „Bereitstellung von Ressourcen" und 6.2 „Personelle Ressourcen"). Hierzu gehört auch der Nachweis über eine ausreichende Qualifikation der Mitarbeiter/innen. Um dies zu gewährleisten, muss die oberste Leitung zunächst einmal die notwendige Qualifikation ermitteln, die zur Erfüllung der jeweils zugewiesenen Aufgabe erforderlich werden. Ggf. muss auch der Schulungsbedarf geprüft werden.

---

[89] Johner et al. (2015): S. 60
[90] Franke (2016): S. 76
[91] Johner et al. (2015): S. 61f.

Werden Schulungen durchgeführt, sind diese zu protokollieren und ihre Wirksamkeit ist zu evaluieren. Gerade in der Praxis zeigt es sich aber, dass eine Beurteilung der Ergebnisse einer Schulung oft Schwierigkeiten bereiten kann, da sie objektiv nur schwer feststellbar und nicht direkt nach der Durchführung ersichtlich ist. Weitere Aufgaben der obersten Leitung bestehen u. a. darin, die notwendige Infrastruktur sowie Arbeitsumgebung zu ermitteln und diese sicherzustellen (Abschnitt 6.3 „Infrastruktur" und 6.4 „Arbeitsumgebung")[92].

3.1.4 Kapitel 7 „Produktrealisierung"

Kapitel 7 „Produktrealisierung" ist der mit Abstand umfangreichste Abschnitt der Norm; dieser behandelt die zentralen Anforderungen in Bezug auf die Herstellung von Medizinprodukten. Eine Anforderung betrifft hierbei die Produktplanung. Dazu gehören die Festlegung der Qualitätsziele und die Anforderungen des Produktes sowie der notwendigen Prozesse, die Dokumentation und die Ressourcen zur Produkterstellung. Wichtig hierbei ist, dass die benötigten Verifikations-, Validierungs-, Überwachungs- und Testmaßnahmen festzulegen sind. Hinzu kommen die Dokumentationsanforderungen zum Nachweis, dass die Anforderungen auch erfüllt wurden[93].

Eine der zentralen Punkte des QM-Systems werden in der Norm im Abschnitt 7.1 „Planung der Produktrealisierung" und im Abschnitt 7.2 „Kundenbezogene Prozesse" aufgegriffen. Zu dokumentieren und zu bewerten sind die Kundenerwartungen und -anforderungen an das Produkt und die – soweit bekannt – für den festgelegten und beabsichtigten Gebrauch oder Verwendungszweck notwendigen Anforderungen bei der Produktherstellung. Auch gesetzliche und behördliche Vorschriften sowie von der Organisation festgelegte Forderungen sind mit zu erfassen und zu bewerten. Entsprechende Änderungen von Anforderungen sind dabei in der Dokumentation zu berücksichtigen. Ferner muss der Austausch weiterer Informationen mit dem Kunden, z. B. Verträge, Änderungswünsche, Anfragen, Produktinformationen etc. sichergestellt werden[94].

Die Kerntätigkeit einer Organisation betreffend, stellt die Norm in Abschnitt 7.3 ihre Forderungen an „Design und Entwicklung" eines Produktes. Die einzelnen Unterabschnitte formulieren Forderungen an den Entwicklungsprozess, beginnend von der Entwicklungsplanung, -eingaben, -bewertungen, -verifizierung bis hin zur Entwicklungsvalidierung (vgl. Abschnitte 7.3.2 bis 7.3.7). Der Abschnitt 7.3.2 „Entwicklungsplanung" legt die einzelnen Prüfphasen der Entwicklung und deren abschließende Prüfkriterien fest. Zudem sind die zuständigen Mitarbeiter/-innen bzw. ihre Rollen festzulegen; darüber hinaus sind auch deren Schnittstellen und

---

[92] Johner et al. (2015): S. 61
[93] ebenda, S. 62
[94] ebenda, S. 62

Kommunikationswege abzustimmen. Die Anforderungen für vorgeschriebene Prüfkriterien beinhalten u. a. Vollständigkeit, Eindeutigkeit und keine widersprüchlichen Formulierungen. Die Entwicklungseingaben und -bewertungen sind – sofern erforderlich – bedarfsgerecht anzupassen (vgl. Abschnitt 7.3.3 und 7.3.5). Ferner sind Anforderungen, die sich aus dem Risikomanagement ergeben, mit zu berücksichtigen. Entwicklungsergebnisse müssen gemäß Abschnitt 7.3.4 bewertet werden, um sicherzustellen, dass Probleme frühzeitig erkannt und erforderliche Korrekturmaßnahmen rechtzeitig durchgeführt werden. Bei der geplanten Verifikation ist zu prüfen, ob das Produkt den Entwicklungsvorgaben entspricht, d. h., hier wird geprüft, ob das Produkt in der Lage ist, die formulierten Anforderungen für den beabsichtigten Gebrauch zu erfüllen (vgl. Abschnitt 7.3.6). Dieser Vorgang erfordert auch eine „klinische Bewertung" (vgl. Anhang X „Klinische Bewertung" der RL 93/42/EWG und auf nationaler Ebene § 19 MPG). Alle notwendigen Entwicklungsänderungen sind zu bewerten, zu validieren und noch vor ihrer Umsetzung zu genehmigen. Zu ihrer Bewertung gehört explizit die Berücksichtigung der Auswirkungen auf andere Teile des Produktes oder auf bereits gelieferte Produkte. Fast schon müßig ist es auch an dieser Stelle noch einmal deutlich darauf hinzuweisen, dass auch hier alle zuvor genannten Prozesse zu dokumentieren sind[95].

Der Abschnitt 7.4 „Beschaffung" in Kapitel 7 der Norm „Produktrealisierung" definiert die Rahmenbedingungen, wenn für die Herstellung eines Produktes Bauteile oder Dienstleistungen von Fremdfirmen zugekauft werden (vgl. 7.4.1 „Beschaffungsprozess"). So gelten beschaffte Produkte nach § 3 MPG selbst als Medizinprodukte, auch wenn diese nur ein Teil eines Medizinproduktes sind. Von Vornherein ist ein Verfahren zur Bewertung der Tauglichkeit der beschafften Produkte festzulegen und dies zu dokumentieren. Es sind die Anforderungen an die Produkte oder Dienstleistungen und auch deren Qualität zu prüfen. Dies kann beispielsweise auf Basis von Qualitätsnachweisen erfolgen[96]. Lieferanten sind durch ein Auswahlsystem, respektive im Rahmen von einem Beurteilungsverfahren nach den entsprechend zu erfüllenden Beurteilungskriterien zu wählen.

Dem Thema „Produktion und Dienstleistungserbringung" widmet sich das Kapitel 7.5. Dieser Abschnitt bezieht sich u. a. auf die Dienstleistungserbringung, wie z. B. auf Wartung oder Installation. Die Kernforderung besteht darin, dass die Produktion und Dienstleistungserbringung „unter beherrschten Bedingungen" zu erfolgen hat; das bedeutet: dokumentierte Verfahren, Anforderungen, Referenzmaterial und / oder -verfahren sind zur Verfügung zu halten; es sind geeignete Ausrüstungen, Erfassungs- und Messmittel zu benutzen. Darüber hinaus sind die Arbeitsvorgänge für das Kennzeichnen und das Verpacken festzulegen. Werden beispielsweise Installationen, Instandhaltungs- oder Wartungsmaßnahmen eines Produktes

---

[95] Johner et al. (2015): S. 63f.
[96] Franke (2016): S. 112f.

beim Endkunden notwendig, wird für die Abnahme der jeweiligen Tätigkeit das entsprechend hierfür dokumentierte Kriterium erforderlich. So sind beispielsweise bei der Abnahme alle sich hieraus ergebenen Informationen und auch das Ergebnis zu dokumentieren. So ist u. a. bei einer Nichtinstallation durch den Hersteller, eine vom Hersteller ausgestellte Installationsanweisung zu liefern. Kommen während der Produktion Prozesse zum Einsatz, deren Ergebnisse nicht verifiziert werden können, müssen diese Prozesse validiert werden. Ferner muss sichergestellt werden, dass jedes Produkt vor und nach der Produktion identifizierbar ist; der Produktstatus muss anhand von durchgeführten Tests mitsamt ihren Ergebnissen erkennbar sein. Die Konformität muss ganzheitlich sichergestellt werden, d. h., angefangen von der internen Verarbeitung, der Verpackung, bis hin zur Lagerung[97,98].

In Abschnitt 7.6 „Lenkung von Erfassungs- und Messmitteln" fordert die Norm, dass alle eingesetzten Mittel korrekt funktionieren. Hinzu gehören die Anforderungen, dass die Messmittel, sofern nötig, in festgelegten Abständen kalibriert werden, bei Bedarf nachjustiert und stets identifizierbar sind. Ferner sind die Messmittel gegen ungewollte Verstellung zu sichern und vor Beschädigung zu schützen. Es muss möglich sein, zurückliegende Messungen zu bewerten, sollte sich herausstellen, dass ein Messmittel nicht funktioniert oder fehlerhaft ist[99].

3.1.5 Kapitel 8 „Messung, Analyse und Verbesserung"

Das Kapitel 8 „Messung, Analyse und Verbesserung" ist das letzte Kapitel in der Norm. Neben der Vermessung von Produktmerkmalen stellt es auch Anforderungen an das Ermitteln von Kenngrößen, die zur Einschätzung der Konformität und Wirksamkeit des QM-Systems dienen. Hierzu benötigt es mehrere Verfahren. Der Abschnitt 8.2.1 „Rückmeldungen" fordert ein dokumentiertes Rückmeldesystem einzuführen. Es dient der systematischen Erfassung von Rückmeldungen von Kunden, welche – um Qualitätsprobleme rechtzeitig erkennen zu können – regelmäßig ausgewertet werden müssen. Ferner sind regelmäßige interne Audits durchzuführen (Abschnitt 8.2.2 „Interne Audits"). Im Unterschied zu den „Managementbewertungen" besteht ein internes Audit darin, die korrekte Umsetzung des festgelegten QM-Systems zu kontrollieren, während eine „Managementbewertung" dazu dient, dessen Ziele festzulegen und die Wirksamkeit zu prüfen. Insofern dienen interne Audits als Grundlage für die Managementbewertungen. Für die Durchführung von internen Audits ist der QMB verantwortlich. Dieser überprüft, ob die Vorgaben der Norm und das firmeneigene QM-System in der Praxis korrekt umgesetzt wurden. Der QMB unterliegt der Dokumentationspflicht, wie z. B. bei Abweichungen oder Korrekturmaßnahmen. Gemeinsam mit der Fachabteilung sind

[97] Franke (2016): S. 116-119
[98] Johner et al. (2015): S. 64f.
[99] ebenda, S. 65

Korrekturmaßnahmen zu erarbeiten und deren effektive Umsetzung zu gewährleisten. Der QMB darf jedoch seine eigene Arbeit nicht selbst auditieren.

Für die identifizierten Prozesse des QM-Systems ist nachzuweisen, dass diese die geplanten Ergebnisse erreichen. Dies erfolgt u. a. mit Kennzahlen, deren Erhebung und Zielwerte ebenfalls zu beschreiben bzw. festzulegen sind. Ferner muss sichergestellt sein, dass fehlerhafte Produkte erkannt und als solche markiert werden. Auch der Umgang mit fehlerhaften Produkten vor und nach der Auslieferung ist zu dokumentieren (vgl. Abschnitt 8.3.2 und 8.3.3). Dies gilt auch für Fehlerursachen und den evtl. ergriffenen Maßnahmen[100]. Das Unterkapitel 8.5 widmet sich der „Verbesserung". Die Norm legt hier Anforderungen an Korrektur- und Vorbeugemaßnahmen fest (vgl. Abschnitt 8.5.2 „Korrekturmaßnahmen" und 8.5.3 „Vorbeugemaßnahmen"). Korrekturmaßnahmen dienen zur Beseitigung von Fehlerursachen, um Wiederholungsfehler zu vermeiden. Dafür muss ein Verfahren eingeführt und dokumentiert werden, das u. a. dazu dienen soll, Fehler zu bewerten. Außerdem müssen Maßnahmen zur Beseitigung der Ursachen von Fehlern festgelegt werden, um deren wiederholtes Auftreten zu verhindern. Diese Vorbeugemaßnahmen müssen den Folgen der möglichen Probleme angemessen sein. Hierzu ist ebenfalls eine Verfahrensweise zu entwickeln und zu dokumentieren, die u. a. dazu dient, Fehler und ihre Ursachen frühzeitig zu erkennen, den jeweils erforderlichen Handlungsbedarf zu beurteilen bzw. die entsprechend erforderlichen Vorbeugemaßnahmen festzulegen[101].

---

[100] Johner et al. (2015): S. 65
[101] Franke (2016): S. 147, 149, 151f.

4. Die DIN EN ISO 13485 – Ein Praxisbeispiel

Mit Ausnahme der QM-Systeme der „Sonderanfertiger" – wie es bei den Orthopädieschuh-technikern/innen der Fall ist – sind für die Genehmigung der Konformität grundsätzlich „Benannte Stellen" zu beauftragen. So stellen Orthopädieschuhmacher gem. Anhang IX der RL 93/42/EWG Medizinprodukte der Klasse I her. Für sie ist daher das Konformitätsbewer-tungsverfahren nicht von Bedeutung. Dennoch unterliegen sie den „zutreffenden einschlägigen Bestimmungen" des MPG. Da im Rahmen des MPG die Sicherheit und Eignung von Medizinprodukten im Vordergrund steht, haben sie den Nachweis der „grundlegenden Anforderungen" gem. Anhang I der RL 93/42/EWG zu erfüllen; hierzu können Orthopädieschuh-werkstätten die DIN EN ISO 13485 als harmonisierte Norm heranziehen – sie müssen dies aber nicht unbedingt. Denn dass der gesamte Betrieb einem vollständigen QM-System, nebst einer Dokumentationspflicht unterliegt, geht aus der RL 93/42/EWG im Anhang VIII nicht deutlich hervor. Auch der § 127 SGB V verlangt nicht die Einführung eines bestimmten QM-Systems und / oder fordert gar die Einhaltung einer bestimmten Norm. In der Praxis zeigt es sich aber, dass viele Medizinproduktehersteller – so auch Orthopädieschuhmacher – den wissenschaftlich-technischen „Stand der Technik" oftmals nicht zeitgemäß interpretieren, weil ihnen hierzu oft das Fachwissen fehlt. So sind die gesetzlichen Hürden für Orthopädie-schuhmacher sehr niedrig; denn sie dürfen die Konformität ihres QM-Systems selbst bewerten. Es heißt im Anhang VIII der RL 93/42/EWG nämlich nur, dass sie eine „Erklärung zu Produkten für besondere Zwecke" vor dem Inverkehrbringen eines jeden Produktes abzugeben haben. Inwieweit sie mit Fachwissen und Sorgfalt dazu auch qualifiziert sind, ist zumindest fraglich. Da hier weder von einer Konformitätserklärung noch von einem QM-System die Rede ist, unterlassen es – wohl sicher auch mangels eindeutiger Bestimmungen – viele Or-thopädieschuhmachermeister einfach, die nicht nach DIN EN ISO 13485 zertifiziert sind, für eine Konformitätsbewertung und -erklärung zu sorgen[102,103].

Zunächst einmal gilt es begrifflich zu klären, was eigentlich eine „Sonderanfertigung" ist. Artikel 1 der RL 93/42/EWG definiert dies wie folgt: „jedes Produkt, das nach schriftlicher Verordnung eines entsprechend qualifizierten Arztes unter dessen Verantwortung nach spezifischen Auslegungsmerkmalen eigens angefertigt wird und zur ausschließlichen Anwendung bei einem namentlich genannten Patienten bestimmt ist" (Europäische Union, 1993, S. 1-43). Somit bilden die ärztliche Verordnung, die technische Indikation und die anzuwendende Risikoanalyse die Grundlage für die Herstellung von orthopädischen Schuhen. Dabei müssen sie aber dennoch gewisse Dokumente bei der Planung und Herstellung des Medizinproduktes,

---

[102] Franke (2016): S. 4, 19 u. ff., 23
[103] Schmidt (2010). S. 36f.

gemäß des Abschnitts 3.1 des Anhangs VIII der RL 93/42/EWG, verpflichtend für die zuständigen Behörden, bereithalten. Hierbei handelt es sich um Unterlagen (Technische Dokumentation), aus denen die Herstellung und Leistungsdaten des Produktes hervorgehen. So kann jederzeit geprüft werden, ob das hergestellte Produkt den gesetzlichen Bestimmungen entspricht und wie gefordert die Maßnahmen im Herstellungsprozess dokumentiert wurden und sich dies in Übereinstimmung mit der bereits o. g. Konformität belegen lässt[104].

Zu den „grundlegenden Anforderungen" für orthopädische Schuhe gehört es, entsprechend geeignete Materialen zu verwenden (schadstofffrei u. a.) und – wie zuvor genannt – eine Risikoanalyse durchzuführen. Ferner ist dem Kunden / Patienten eine Gebrauchsanweisung zu übergeben. Die Gebrauchsanweisung muss auf den Kunden / Patienten ausgestellt sein; diese ist dem Kunden / Patienten mit Angabe von Name und Anschrift der Firma sowie des Datums bzw. des Datums der letzten Überarbeitung auszuhändigen.

Eine weitere „grundlegende Anforderung" verlangt, dass bei jeder Versorgung Maßnahmen zur Risikobeherrschung (Risikoanalysen) durchzuführen sind; diese sind während des gesamten Prozesses zu erarbeiten und zu dokumentieren. Durch entsprechende Berücksichtigung bereits bei der Produktion, Herstellung und Anprobe wird das Risiko für den Kunden / Patienten respektive für Anwender und Dritte minimiert. Der zuständige Orthopädieschuhmeister koordiniert die durchzuführenden Maßnahmen und verwaltet dabei die Termine[105]. Der orthopädische Schuhmacher hat auch noch nach dem Inverkehrbringen die Möglichkeit, Korrekturen am orthopädischen Schuh durchzuführen. Dies geschieht in Eigenverantwortung des Herstellers; die Beteiligung einer „Benannten Stelle" ist hierbei nicht erforderlich[106].

Ferner haben Orthopädieschuhwerkstätten ergänzende gesetzliche Forderungen aus dem (deutschen) MPG zu beachten. Hierzu gehört auch die Pflicht, dass Orthopädieschuhwerkstätten sich vor Aufnahme ihrer Tätigkeit mit Angabe ihrer Anschrift bei der zuständigen Behörde einmalig zu registrieren haben (vgl. § 25 MPG). Auf Verlagen der Behörde ist eine Liste der Sonderanfertigungen vorzulegen (vgl. § 12 MPG). Auch haben diese Unternehmen einen „Sicherheitsbeauftragten für Medizinprodukte" zu benennen (vgl. § 30)[107].

---

[104] Amtsblatt der Europäischen Union (1993)
[105] Lang et al. (2016)
[106] Amtsblatt der Europäischen Union (1993)
[107] Bundesanzeiger (2016)

5   Fazit

Unternehmen des Orthopädieschuhhandwerkes gelten mit durchschnittlich 5 bzw. 6 Be-
schäftigten meist als sehr klein[108]. An dieser Stelle stellt sich daher zunächst einmal die berechtigte Frage, ob eine Zertifizierung eines „Ein-Mann" – oder sonstigen Kleinbetriebes – im
Verhältnis zum Aufwand und den damit verbundenen Kosten überhaupt gerechtfertigt ist.
Größere Betriebe im Orthopädieschuhhandwerk dagegen betrachten die Zertifizierung ihres
QM-Systems nach DIN EN ISO 13485 eher als ein sinnvolles Instrument, um damit die Ab-
läufe zu standardisieren und letztendlich somit auch die Wirtschaftlichkeit ihres Betriebes zu
verbessern[109]. Tatsache ist aber auch, dass vor allem mit der Gesundheitsreform 2007 - dem
GKV-WSG - diese eine entscheidende Veränderung im Preiswettbewerb beim Orthopädieschuhhandwerk mit sich brachte (vgl. § 127 SGB V). Die Lage verschärfte sich dann weiter
mit der Gesundheitsreform 2010 - dem GKV-OrgWG - bei der die Rechtsgrundlage für ein
Präqualifizierungsverfahren geschaffen wurde (vgl. § 126 SGB V). Für diese Branche ent-
stand somit ein noch größerer wirtschaftlicher Druck, der sich bereits mit der Einführung von
Festbeträgen für Hilfsmittel zeigte (siehe hierzu das GMG im Jahr 2004). Das Orthopädieschuhhandwerk stand damit der folgenden Herausforderung gegenüber: Steigende Kosten
und sinkende bzw. stagnierende Festbeträge führen zu einem noch stärkeren effizienten und
effektiven Handeln. Die „Ein-Mann-" bzw. Kleinbetriebe befürchteten seit dem Jahr 2003
durch die zusätzliche Kostenbelastung einer Zertifizierung, noch mehr aus dem Markt ge-
drängt zu werden. So ist es zunächst einmal durchaus verständlich, dass viele Betriebe die
Zertifizierung nach DIN EN ISO 13485 ablehnen. Denn völlig unabhängig davon, ob diese
Betriebe zertifiziert sind oder auch nicht, haben sie die gesetzlichen Anforderungen des MPG
zu erfüllen. Alleine dieser Umstand sorgt bereits zwangsläufig für ein „unternehmensspezifisches QM-System". Die Praxis zeigt aber, dass im Bezug auf die Erfüllung der gesetzlichen
Anforderungen nach dem MPG bei vielen Betrieben durchaus noch Defizite im Bereich der
Dokumentation bestehen. Eine Orientierung an die DIN EN ISO 13485 zeigt sich daher gerade an dieser Stelle als ein sehr sinnvolles Instrument. So werden u. a. die Dokumentati-
onspflichten, Anforderungen an die Qualifikation der Mitarbeiter, den Sicherheitsbeauftragten
für Medizinprodukte etc. vollständig berücksichtigt. Darüber hinaus kann ein Betrieb sein kor-
rektes Handeln im Zweifelsfall schriftlich belegen. Im Hinblick auf etwaige Schadensfälle und
Rechtsstreitigkeiten ist dies dann von besonderer Bedeutung. Auch werden vom Orthopä-
dieschuhmacherbetrieb bei der Herstellung von orthopädischen Schuhen besondere Herstel-
lungs- und Sorgfaltspflichten verlangt. Bei einer fehlerhaften Herstellung des bestellten Produktes oder bei mangelhafter Versorgung und Beratung des Kunden können so leicht recht

---

[108] Statistisches Bundesamt (2006)
[109] Best (2014): S. 12, 42

hohe Gewährleistungs- oder Schadensersatzansprüche entstehen[110,111,112,113,114,115]. Bei schuldhafter Verletzung der Sorgfaltspflichten drohen darüber hinaus zivilrechtlich auch deliktische Ansprüche, die den Betrieb dann zusätzlich zum Schadensersatz verpflichten können (vgl. §§ 823 ff BGB und Produkthaftungsgesetz)[116]. Es zeigt sich, dass die Risiken somit leicht die Kosten für ein zertifiziertes Qualitätsmanagement überwiegen können[117]. Auch Gerichte wertschätzen im Übrigen die DIN-Norm sehr hoch. Bei einem konkreten Rechtsfall folgen Richter i. d. R. dem ersten Anscheinsbeweis. Dabei gehen sie von der Richtigkeit des technischen Handelns aus, wenn der Betrieb die DIN-Norm angewendet hat[118].

---

[110] Zentralverband der Orthopädie-Schuhtechnik (2009): S. 18f.
[111] Zentralverband der Orthopädie-Schuhtechnik (2007): 34f.
[112] Schmidt (2010): S. 36f.
[113] Best (2014): S. 12
[114] Zentralverband der Orthopädie-Schuhtechnik (2006): S. 46
[115] Zentralverband der Orthopädie-Schuhtechnik (2010): S. 27
[116] Bischof (2015): S. 23
[117] Schmidt (2010): S. 37
[118] Jandel et al. (2013): S. 309

Literaturverzeichnis

Amtsblatt der Europäischen Union (1993)

Europäische Union (Hrsg.) (1993): Amtsblatt der Europäischen Union. Ausgabe in deutscher Sprache L169 vom 12.07.1993 S. 0001-0043. Richtlinie 93/42/EWG des Rates vom 14.06.1993 über Medizinprodukte. In: EUR-Lex, http://eur-lex.europa.eu/, der Zugang zum EU-Recht, 1998-2016. Online verfügbar unter: http://eur-lex.europa.eu/legal-content/DE/TXT/?uri=CELEX:31993L0042, zuletzt geprüft am 23.06.2016

Beuth, DIN EN ISO 13485:2016 (2016)

Beuth Verlag GmbH (Hrsg.) (2016): Norm DIN EN ISO 13485:2016-08, Titel (deutsch): Medizinprodukte - Qualitätsmanagementsysteme - Anforderungen für regulatorische Zwecke (ISO 13485:2016); Deutsche Fassung EN ISO 13485:2016. In: Webseite und Online-Dienst des Beuth Verlags GmbH, http://www.beuth.de/, 2016. Online verfügbar unter: https://www.beuth.de/de/norm/din-en-iso-13485/244078306, zuletzt geprüft am: 24.06.2016

Beuth, ISO 13485:2016 (2016)

Beuth Verlag GmbH (Hrsg.) (2016): Norm ISO 13485:2016-03, Titel (deutsch): Medizinprodukte - Qualitätsmanagementsysteme - Anforderungen für regulatorische Zwecke. In: Webseite und Online-Dienst des Beuth Verlags GmbH, http://www.beuth.de/, 2016. Online verfügbar unter: https://www.beuth.de/de/norm/iso-13485/251838055, zuletzt geprüft am: 24.06.2016

Beuth, DIN EN 15224:2016 (2016)

Beuth Verlag GmbH (Hrsg.) (2016): Norm-Entwurf DIN EN 15224:2016-04 - Entwurf, Titel (deutsch): Dienstleistungen in der Gesundheitsversorgung - Qualitätsmanagementsysteme - Anforderungen nach EN ISO 9001:2015; Deutsche und Englische Fassung prEN 15224:2016. In: Webseite und Online-Dienst des Beuth Verlags GmbH, http://www.beuth.de/, 2016. Online verfügbar unter: https://www.beuth.de/de/norm-entwurf/din-en-15224/247926076, zuletzt geprüft am: 24.06.2016

Beuth (2015)

Beuth Verlag GmbH (Hrsg.) (2015): Norm-Entwurf DIN EN ISO 13485:2015-05 – Entwurf, Titel (deutsch): Medizinprodukte - Qualitätsmanagementsysteme - Anforderungen für regulatorische Zwecke (ISO/DIS 13485:2015), deutsche und englische Fassung prEN ISO 13485:2015. In: Webseite und Online-Dienst des Beuth Verlags GmbH, http://www.beuth.de/, 2016. Online verfügbar unter: https://www.beuth.de/de/norm/din-en-iso-13485/164068585, zuletzt geprüft am: 24.06.2016

Beuth (2012)

Beuth Verlag GmbH (Hrsg.) (2012): Norm DIN EN ISO 13485:2012-11, Titel (deutsch): Medizinprodukte - Qualitätsmanagementsysteme - Anforderungen für regulatorische Zwecke (ISO 13485:2003 + Cor. 1:2009); Deutsche Fassung EN ISO 13485:2012 + AC:2012. In: Webseite und Online-Dienst des Beuth Verlags GmbH, http://www.beuth.de/, 2016. Online verfügbar unter: https://www.beuth.de/de/norm/din-en-iso-13485/164068585, zuletzt geprüft am: 24.06.2016

Beuth (2011)

Beuth Verlag GmbH (Hrsg.) (2011): Beuth Kommentar, Allgemeine Anforderungen an die Kompetenz von Prüf- und Kalibrierlaboratorien, Kommentar zu DIN EN ISO/IEC 17025, Ausgabedatum: 2011-08. In: Webseite und Online-Dienst des Beuth Verlags GmbH, http://www.beuth.de/, 2016. Online verfügbar unter: https://www.beuth.de/de/publikation/pruef-und-kalibrierlaboratorien/138098506, zuletzt geprüft am: 24.06.2016

Best (2006)

Best, W. (2006): Es muss mehrere Lösungen geben, S. 42. In: Orthopädie-Schuhtechnik 7/8/2006, Zeitschrift für Rehabilitation und Prävention. Zentralverband der Orthopädie-Schuhtechnik (Hrsg.) 2006. Geislingen an der Steige: C. Maurer Druck und Verlag GmbH & Co. KG

Best (2007)

Best, W. (2007): Die Qualität muss dokumentiert sein, S. 22-24. In: Orthopädie-Schuhtechnik 11/2007, Zeitschrift für Rehabilitation und Prävention. Zentralverband der Orthopädie-Schuhtechnik (Hrsg.) 2007. Geislingen an der Steige: C. Maurer Druck und Verlag GmbH & Co. KG

Best (2014)

Best, W. (2014): Zertifizierung: Regelungen mit den Kassen klären, S. 12. In: Orthopädie-Schuhtechnik 03/2014, Zeitschrift für Rehabilitation und Prävention. Zentralverband der Orthopädie-Schuhtechnik (Hrsg.) 2014. Geislingen an der Steige: C. Maurer Druck und Verlag GmbH & Co. KG

Bundesinstitut für Arzneimittel und Medizinprodukte (2013)

Bundesinstitut für Arzneimittel und Medizinprodukte (Hrsg.) (2013): Brustimplantate „PIP" und „Rofil": Risiken, Informationen, Empfehlungen. In: das Internetangebot vom Bundesinstitut für Arzneimittel und Medizinprodukte, http://www.bfarm.de/. Online verfügbar unter: http://www.bfarm.de/DE/Medizinprodukte/risikoerfassung/empfehlungen/PIP/_node.html, zuletzt geprüft am: 22.06.2016

Bundesanzeiger (2016)

Bundesministerium der Justiz und für Verbraucherschutz (Hrsg.) (2016): Bundesanzeiger, Bekanntmachung, veröffentlicht am 24.02.2014, BAnz AT 24.02.2014 B5, S. 1 -11. Bundesinstitut für Arzneimittel und Medizinprodukte Bekanntmachung der Fundstellen von Normen gemäß § 3 Nummer 18 des Medizinproduktegesetzes (MPG) vom 06.02.2014. Bundesanzeiger Verlag GmbH, https://www.bundesanzeiger.de/, 2016. Online verfügbar unter: https://www.bundesanzeiger.de/ebanzwww/contentloader?state.action=genericsearch_loadpublication pdf&session.sessionid=c47d6c89109826cdd9ca9b056105df88&fts_search_list.destHistoryId=98858&f ts_search_list.selected=cea72a3757a40ab3&state.filename=BAnz%20AT%2024.02.2014%20B5, zuletzt geprüft am: 26.06.2016

Bundesgesetzblatt online Bürgerzugang (2002)

Bundesanzeiger Verlag GmbH (Hrsg.) (2002): Bundesgesetzblatt. Jahrgang 2002. Teil I Nr. 58. ausgegeben zu Bonn am 20.08.2002. Gesetz über Medizinprodukte (Medizinproduktegesetz – MPG). In: Bundesgesundheitsblatt online Bürgerzugang, http://www.bgbl.de/xaver/bgbl/start.xav?startbk=Bundesanzeiger_BGBl. Online verfügbar unter: http://www.bgbl.de/xaver/bgbl/start.xav?startbk=Bundesanzeiger_BGBl#__bgbl__%2F%2F*%5B%40a ttr_id%3D%27bgbl102s3146.pdf%27%5D__1466667421817, zuletzt geprüft am 23.06.2016

Deutsche Akkreditierungsstelle (2013)

Deutsche Akkreditierungsstelle (Hrsg.) (2013): Regeln für die Akkreditierung von Zertifizierungsstellen im Bereich Medizinprodukte, 71 SD 3 019, Revision: 1.2, 16.10.2013. In: Website der DAkkS, http://www.dakks.de/. Online verfügbar unter: http://www.dakks.de/sites/default/files/71_sd_3_019_regeln-akk-zert-medprod_20131016_v1.2_0.pdf, zuletzt geprüft am 23.06.2016

DIN Deutsches Institut für Normung e. V. (2016)

DIN Deutsches Institut für Normung e. V. (Hrsg.) (2016): Die Geschichte von DIN. In: Webseite der DIN e. V., http://www.din.de/. Online verfügbar unter: http://www.din.de/de/din-und-seine-partner/din-e-v/chronik, zuletzt geprüft am 23.06.2016

European Committee for Standardization (2016)

European Committee for Standardization (Hrsg.) (2016): Technische Gremien CEN/CLC/TC 3, EN ISO 13485:2016. In: CEN–Standards Website http://www.cen.eu, 2016. Online verfügbar unter: https://standards.cen.eu/dyn/www/f?p=204:110:0::::FSP_PROJECT,FSP_ORG_ID:37957,581003&cs =10ED77AEC2D379A0A511B4BB99F861487, zuletzt geprüft am 23.06.2016

Europäische Union (2012)

Europäische Union (Hrsg.) (2012): COM- und JOIN-Dokumente. Vorschlag für eine Verordnung des Europäischen Parlaments und des Rates über Medizinprodukte und zur Änderung der Richtlinie 2001/83/EG, der Verordnung (EG) Nr. 178/2002 und der Verordnung (EG) Nr. 1223/2009 /* COM/2012/0542 final. In: EUR-Lex, http://eur-lex.europa.eu/, der Zugang zum EU-Recht, 1998-2016. Online verfügbar unter: http://eur-lex.europa.eu/legal-content/DE/TXT/?qid=1466660713940&uri=CELEX:52012PC0542, zuletzt geprüft am 23.06.2016

Europäische Union (2016)

Europäische Union (Hrsg.) (2016): Amtsblatt der Europäischen Union. Ausgabe in deutscher Sprache C173 vom 13.5.2016, S. 100-135. Mitteilung der Kommission im Rahmen der Durchführung der Richtlinie 93/42/EWG des Rates über Medizinprodukte (Veröffentlichung der Titel und der Bezugsnummern der harmonisierten Normen im Sinne der Harmonisierungsrechtsvorschriften der EU)Text von Bedeutung für den EWR. In: EUR-Lex, http://eur-lex.europa.eu/, der Zugang zum EU-Recht, 1998-2016. Online verfügbar unter: http://eur-lex.europa.eu/legal-content/DE/TXT/?qid=1466660713940&uri=CELEX:52012PC0542, zuletzt geprüft am 23.06.2016

Franke (2016)

Franke, H. (Hrsg.) (2016): Das QM-System nach DIN EN ISO 9001 und DIN EN ISO 13485 für Medizinprodukte. Hilfen zur Darlegung und zum Risikomanagement. 4., durchgesehene Auflage 2016. Renningen: Expert Verlag GmbH

International Organization for Standardization

International Organization for Standardization (Hrsg.): ISO 13485 – Medical devices. In: website from International Organization for Standardization, http://www.iso.org. Online verfügbar unter: http://www.iso.org/iso/iso13485, zuletzt geprüft am: 24.06.2016

Jandel et al. (2013)

Jandel, Dr. A.-S., Meuthen, B. (2013) (Hrsg.): Coil Coating. Bandschichtung: Verfahren, Produkte und Märkte. 3., überarbeitete und aktualisierte Auflage, 2005, 2008, 2013. Wiesbaden: Springer-Verlag GmbH, Heidelberg

Johner 03.11.2015 (2015)

Johner, C. (Hrsg.) (2015): ISO 13485:2016: Was ist neu? Blogeintrag vom 03.11.2015. In: Internetseite des Institut für Informationstechnologien, Johner Institut GmbH, https://www.johner-institut.de/, 2016. Online verfügbar unter: https://www.johner-institut.de/blog/qualitaetsmanagement-iso-13485/iso-13485-2016/, zuletzt geprüft am: 24.06.2016

Johner 17.12.2015 (2015)

Johner, C. (Hrsg.) (2015): Device Master Record DMR: Auch für Software?!? Blogeintrag vom 17.12.2015. In: Internetseite des Institut für Informationstechnologien, Johner Institut GmbH, https://www.johner-institut.de/, 2016. Online verfügbar unter: https://www.johner-institut.de/blog/fda/device-master-record-dmr/, zuletzt geprüft am: 24.06.2016

Johner et al. (2015)

Johner, C., Holzer-Klüpfel, M., Wittorf, S. (Hrsg.) (2015): Basiswissen Medizinische Software: Aus- und Weiterbildung zum Certified Professional für Medical Software. 2., überarbeitete und aktualisierte Auflage 2015. Heidelberg: dpunkt.verlag GmbH

Kalveram (2006)

Kalveram, W. (2006): Qualitätsmanagementsystem als Chance, S. 48. In: Orthopädie-Schuhtechnik 6/2006, Zeitschrift für Rehabilitation und Prävention. Zentralverband der Orthopädie-Schuhtechnik (Hrsg.) 2006. Geislingen an der Steige: C. Maurer Druck und Verlag GmbH & Co. KG

Lang et al. (2016)

Lang, G., Lang, S. (2016): Lang OHG Orthopädieschuhtechnik, Offenbach/Main, zertifiziert nach ISO 13485. Geschäftsführer Günter und Stephan Lang. Persönliche Auskunft vom 16.02.2016

Lässig (2016)

Lässig, F. (Hrsg.) (2016): E-Mail vom 11.05.2016 von Lässig, Fabian [Fabian.Laessig@beuth.de] zu Anfrage zu Seminarunterlagen - S-404-026 - Leitfaden zu DIN EN ISO 13485:2016, Berlin: Beuth Verlag GmbH, unveröffentlichtes Dokument

Niggemeier (2015)

Niggemeier, Dr. F. (2015): Art. 168 AEUV. In: Nomos Kommentar. Sonderdruck aus Band 3., S. 1-40. In: von der Groeben, Dr. H., Schwarze. Prof. Dr. Dr. J., Hatje, Prof. Dr. A. (Hrsg.). Europäisches Unionsrecht. 7. Auflage. 2015. Baden-Baden: Nomos Verlag

Schmidt (2010)

Schmidt, M. (2010): Auch ohne Zertifizierung muss dokumentiert werden, S. 36-37. In: Orthopädie-Schuhtechnik 9/2010, Zeitschrift für Rehabilitation und Prävention. Zentralverband der Orthopädie-Schuhtechnik (Hrsg.) 2010. Geislingen an der Steige: C. Maurer Druck und Verlag GmbH & Co. KG

Statistisches Bundesamt (2006)

Statistisches Bundesamt (Hrsg.) (2006): Kapitel 6.9 Einrichtungen des Gesundheitshandwerks. Gesundheitsbericht für Deutschland 1998. In: Online-Datenbank der Gesundheitsberichterstattung (GBE) des Bundes, http://www.gbe-bund.de/, 2006. Online verfügbar unter: http://www.gbe-bund.de/gbe10/abrechnung.prc_abr_test_logon?p_aid=25266889&p_uid=gast&p_sprache=D&p_knot en=FID&p_suchstring=1126#fid1510, zuletzt geprüft am 23.06.2016

Stender (2015)

Stender, R. (Hrsg.) (2015): Einführung in das Qualitätsmanagement für Medizinproduktehersteller. Arbeitsunterlage zu Seminar Einführung in das Qualitätsmanagement für Medizinproduktehersteller, Stand: 05-2015. DIN-Akademie (2015). Berlin: Beuth Verlag GmbH, unveröffentlichte Ausgabe

Stender (2016)

Stender, R. (Hrsg.) (2016): ISO 13485:2016 Medizinprodukte - Qualitätsmanagementsysteme - Anforderungen für regulatorische Zwecke. Arbeitsunterlage zu Seminar ISO 13485:2016 Medizinprodukte - Qualitätsmanagementsysteme - Anforderungen für regulatorische Zwecke, Stand: 06-2016. DIN-Akademie (2016). Berlin: Beuth Verlag GmbH, unveröffentlichte Ausgabe

Zentralstelle der Länder für Gesundheitsschutz bei Arzneimitteln und Medizinprodukten (2014)

Zentralstelle der Länder für Gesundheitsschutz bei Arzneimitteln und Medizinprodukten ZLG (Hrsg.) (2014): Benannte Stellen nach § 15 Medizinproduktegesetz – Richtlinie 93/42/EWG. In: Internetangebot der Zentralstelle der Länder für Gesundheitsschutz bei Arzneimitteln und Medizinprodukten, https://www.zlg.de/, 2014. Online verfügbar unter: https://www.zlg.de/medizinprodukte/dokumente/stellenlaboratorien/benannte-stellen-9342ewg.html, zuletzt geprüft am: 24.06.2016

Zentralverband der Orthopädie-Schuhtechnik (2006)

Zentralverband der Orthopädie-Schuhtechnik (Hrsg.) (2006): Qualitätsmanagement und Zertifizierung S. 41-46. In: Orthopädie-Schuhtechnik 5/2006, Zeitschrift für Rehabilitation und Prävention. Zentralverband der Orthopädie-Schuhtechnik, 2006. Geislingen an der Steige: C. Maurer Druck und Verlag GmbH & Co. KG

Zentralverband der Orthopädie-Schuhtechnik (2007)

Zentralverband der Orthopädie-Schuhtechnik (Hrsg.) (2007): OST-Betriebe flächendeckend zertifizieren? S. 34-35. In: Orthopädie-Schuhtechnik 6/2007, Zeitschrift für Rehabilitation und Prävention. Zentralverband der Orthopädie-Schuhtechnik, 2007. Geislingen an der Steige: C. Maurer Druck und Verlag GmbH & Co. KG

Zentralverband der Orthopädie-Schuhtechnik (2009)

Zentralverband der Orthopädie-Schuhtechnik (Hrsg.) (2009): Gesundheitsreform: Was ändert sich ab 01. Januar 2010? S. 18-20. In: Orthopädie-Schuhtechnik 11/2009, Zeitschrift für Rehabilitation und Prävention. Zentralverband der Orthopädie-Schuhtechnik, 2009. Geislingen an der Steige: C. Maurer Druck und Verlag GmbH & Co. KG

Zentralverband der Orthopädie-Schuhtechnik (2010)

Zentralverband der Orthopädie-Schuhtechnik (Hrsg.) (2010): Wie geht es weiter mit der Zertifizierung? S. 26-27. In: Orthopädie-Schuhtechnik 01/2010, Zeitschrift für Rehabilitation und Prävention. Zentralverband der Orthopädie-Schuhtechnik, 2010. Geislingen an der Steige: C. Maurer Druck und Verlag GmbH & Co. KG

Anlagen

Anlage 1   „Grundlegende Anforderungen" nach Anhang I der Richtlinie 93/42/EWG

Ziel der Richtlinie 93/42/EWG ist, die Sicherstellung durch ein technisches Mindestniveau für alle auf den europäischen Markt befindlichen Medizinprodukte für die Sicherheit für Patienten, Anwender und Dritte. Zur Umsetzung dieses Ziels sind die „grundlegenden Anforderungen" nach Anhang I wichtige Verpflichtungen für Hersteller von Medizinprodukten. Hersteller müssen nach dem „Stand der Technik" die „grundlegenden Anforderungen" durchführen und angemessen dokumentieren; sie beinhalten im Folgenden:

- Ergonomische Aspekte sind bei der Produktauslegung zu berücksichtigen.

- Der Wissenstand und Fähigkeiten der Benutzer sollen identifiziert und berücksichtigt werden.

- Über den gesamten Zeitraum der Nutzung ist die Produktleistung sicherzustellen. Transport, Lagerung und Alterung sind dabei inbegriffen.

- Beim Einsatz von potentiell gefährlichen Stoffen, wie z. B. Chemikalien und Arzneimitteln ist das Risiko zu minimieren.

- Bei Produkten mit potentieller Infektionsgefahr und bei sterilen Produkten sind Sicherheitsregeln zu beachten.

- Bei vorhandenen Messfunktionen ist die Genauigkeit und Verständlichkeit sicherzustellen.

- Der Strahlenschutz ist sicherzustellen.

- Beim Einsatz von Software sind zu berücksichtigen: Lebenszyklus, Risikomanagement, Verifikation, Validierung.

- Der Anwender und die Umgebung sind vor thermischen, mechanischen und elektrischen Risiken zu schützen.

- Medizinprodukte sind korrekt bereitzustellen; eine Gebrauchsanweisung ist auszuhändigen.

- Weitere Informationen, wie z. B. die Zeckbestimmung, sind ebenfalls korrekt zu bezeichnen und bereitzustellen[119].

---

[119] Johner et al. (2015): S. 13f

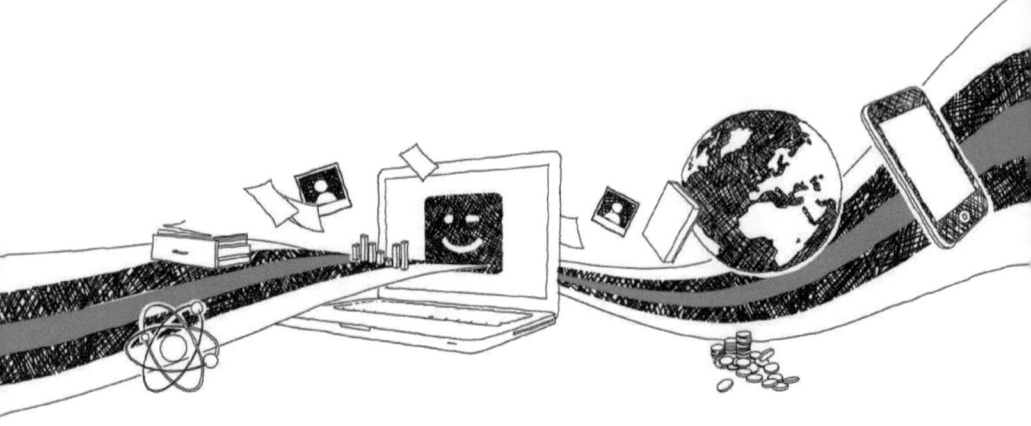
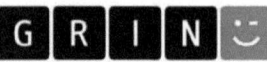